DU

PURPURA PNEUMONIQUE

(PURPURA A PNEUMOCOQUES)

PAR LE Dr J. VOITURIEZ,

Maître de Conférences de Chirurgie à la Faculté libre de Médecine de Lille,
Ex-Vice-Président de la Société anatomo-clinique.

LILLE,

AU BUREAU DU *JOURNAL DES SCIENCES MÉDICALES*,

56, RUE DU PORT.

1891.

DU

PURPURA PNEUMONIQUE

(PURPURA A PNEUMOCOQUES)

PAR LE Dr J. VOITURIEZ,

Maître de Conférences de Chirurgie à la Faculté libre de Médecine de Lille,
Ex-Vice-Président de la Société anatomo-clinique.

LILLE,

AU BUREAU DU *JOURNAL DES SCIENCES MÉDICALES*,

56 RUE DU PORT.

—

1891.

DU

PURPURA PNEUMONIQUE

(PURPURA A PNEUMOCOQUES)

PAR LE Dr J. VOITURIEZ,

Maître de Conférences de Chirurgie à la Faculté libre de Médecine de Lille,

Ex-Vice-Président de la Société anatomo-clinique.

Le purpura, quelles que soient ses modalités symptomatiques, ses différences de nature et d'origine, se présente à l'observation avec des caractères assez tranchés et assez constants pour constituer un *syndrome clinique* vraiment remarquable. Il est possible qu'une forme spéciale de purpura constitue une véritable entité morbide, dans laquelle les raptus hémorrhagiques, tant internes, qu'externes : viscéraux, muqueux ou cutanés constituent à eux seuls toute la maladie ; cette affection, décrite au siècle dernier par Werlhof en 1725, sous le nom de *morbus maculosus*, a été depuis l'objet de nombreuses études et, tout récemment, M. Martin de Gimard lui a consacré une intéressante monographie (1). Il n'en est pas moins vrai, que le purpura se rencontre dans les conditions les plus variables, en dehors de la maladie de Werlhof et néanmoins les caractères cliniques objectifs ont une telle similitude qu'il est juste de conserver un même nom à un ensemble de symptômes identiques.

(1) Du purpura infectieux primitif. Steinheil 1888.

Avant de décrire plus complètement un cas que nous avons observé avec soin et dans lequel les taches hémorrhagiques se sont montrées au cours d'une pneumonie franche, nous croyons utile de rappeler brièvement la symptomatologie et le semeiotique du purpura. Si nous publions l'observation, qu'on lira plus loin, c'est précisément parce que la pneumonie donne rarement lieu à une éruption purpurique.

Le purpura est généralement divisé en purpura *simple* et en purpura *hémorrhagique*. Dans l'un, il existe uniquement des manifestations cutanées, résultant d'une extravasation sanguine dans les couches superficielles du derme ; dans l'autre, des hémorrhagies à la surface des muqueuses, hémorrhagies qui peuvent acquérir par leur répétition et leur abondance un caractère de gravité extrême. Mais entre elles, il n'y a qu'une différence de degré et de siège, non de nature ; au point de vue pathogénique, le purpura simple ne diffère pas essentiellement du purpura hémorrhagique.

Les éléments de l'éruption purpurique ont pour caractère général leur coloration rouge ou bleuâtre, coloration qui, par la pression, ne disparaît pas comme cela a lieu dans les érythèmes. Plus tard, cette coloration se modifie, passe au brun, au jaune, bref se comporte comme les ecchymoses d'origine traumatique.

L'élément éruptif est de dimensions variées ; le type le plus simple et le plus commun est la pétéchie, tache de la grosseur d'une tête d'épingle, occupant souvent le pourtour d'un poil, et présentant d'abord une coloration rouge sombre. Dans certains cas, la localisation perifolliculaire détermine une élevure légère de la tache ; on a alors ce que l'on a désigné sous le nom de *peau ansérine*.

Mais le purpura peut déterminer des taches sanguines de surface bien plus considérable ; il n'est pas rare de rencontrer des ecchymoses, de forme régulière, circulaire et oblongue, de la dimension d'une pièce de 50 centimes, un franc, deux francs et au-delà. Quelquefois les taches sont allongées, vergetées et portent le nom spécial de *vibices*.

L'éruption se fait en plusieurs fois, de sorte que si l'on examine le malade quelques jours après le début de son affection, on observe des taches d'âge différent, arrivées à de différents degrés de leur évolution. Un fait remarquable, et qui tend à faire jouer un certain rôle au système nerveux dans la production de l'éruption, est le siège habituel et la *symétrie* des lésions observées.

Le purpura affectionne les sujets jeunes, c'est ainsi que Gintrac (1) a relevé 50 cas de 1 à 10 ans, 46 de 10 à 20, le nombre des cas va ensuite diminuant de 10 en 10 ans.

Au point de vue de la nature du purpura, un examen même superficiel porte le clinicien à comparer cette éruption aux divers exanthèmes fébriles. Souvent, en effet, comme le remarque M Ducastel, les taches purpuriques sont précédées de plaques congestives, d'éruptions œdémateuses, d'origine neuro-paralytique. En même temps, les déterminations cutanées s'accompagnent d'éruptions internes, véritables enanthèmes, analogues encore à ce que l'on observe dans les fièvres éruptives.

Les hémorrhagies internes, que l'on rencontre dans le purpura, sont des plus variées. On peut dire qu'on a observé les plus diverses (epistaxis, stomatorrhagie, hematémèse, melœna, hematurie, métrorrhagie; et même hémorrhagies interstitielles, telles que les hémorrhagies des centres nerveux (2).

Indépendamment des raptus hémorrhagiques, le malade atteint de purpura accuse des douleurs musculaires et articulaires, quelquefois assez intenses pour faire croire à l'origine rhumatismale de l'affection.

Comment se forment les taches purpuriques? En d'autres termes, qu'elle en est la pathogénie?

(1) Cité par Martin de Gimard, op. cit.

(2) Duplaix. Étude sur les hémorrhagies des centres nerveux dans le cours du purpura. Arch. de médecine, 1883.

D'après Ducastel, qui a fait une bonne étude de l'affection qui nous occupe, il faudrait faire jouer un rôle principal à l'hyperemie, à la stase sanguine. Les phénomènes congestifs précèdent la tache purpurique (au moins dans certaines formes), et le raptus hémorrhagique n'en est que le résultat et la conséquence. Cette opinion s'appuie d'ailleurs sur une observation de Cornil et Fremont (1). Pour ces auteurs, la lésion principale est une distension colossale (*angiectasie*) des vaisseaux capillaires, qui peuvent atteindre jusque 15, 20, 30 fois leur diamètre normal ; il y a là une congestion considérable, formant une sorte de tumeur érectile à évolution aiguë, avec extravasation d'un certain nombre de globules rouges ; c'est l'exagération des lésions congestives qui constituent l'érythème.

Nous doutons que cette description, exacte pour le cas observé par M. Cornil, s'applique indistinctement à toutes les observations de purpura hémorrhagique.

Des recherches plus récentes de M. Martin de Gimard ont fait faire un nouveau pas à la question (2).

Il a pu, à l'autopsie d'un malade mort de purpura infectieux primitif, examiner avec soin les foyers hémorrhagiques non seulement à la surface de la peau, mais encore dans l'épaisseur des viscères. C'est ainsi que les reins présentaient des foyers multiples, d'une structure toute particulière. Ces foyers étaient formés de trois zones distinctes : une centrale de faible étendue, arrondie, qui, sur une coupe colorée au picrocarmin, apparaissait avec un aspect gris-jaunâtre finement granuleux, puis une seconde zone résultant de leucocytes accumulés : et enfin une troisième constituée par des épanchements sanguins produits, soit entre les tubes rénaux, soit dans les glomérules, soit dans l'intérieur du tubuli. La substance granuleuse, vaguement fibrillaire, siégeant dans la partie centrale, était constituée par

(1) In Thèse de Ducastel, pages 51 et 59. Des diverses espèces de purpura, 1883.

(2) Du purpura hémorrhagique primitif. Thèse, Paris. 1888.

des amas de microcoques, comme le démontrent très nettement les préparations histologiques.

La même disposition a été retrouvée dans les taches purpuriques de la peau. Il en faut donc conclure que l'élément fondamental du purpura est le résultat de l'arrêt de microbes en un point étranglé d'un petit vaisseau ; ces microbes pullulent, colonisent, oblitèrent le calibre du vaisseau ; à la vérité, cette embolie n'explique pas directement l'hémorrhagie, mais uniquement l'anémie localisée ; il faut admettre une lésion consécutive de la paroi vasculaire, lésion inflammatoire facilitant la rupture et l'extravasation sanguine consécutive.

Cette thèse n'est pas sans analogie avec l'opinion ancienne de Cruveilhier (1) ; ce grand anatomiste attribuait l'hémorrhagie purpurique à une phlébite des veinules capillaires, phlébite oblitérante ; une rupture se produisait au niveau des capillaires, à cause de l'excès de pression en amont de l'obstacle, et l'extravasation sanguine en était le résultat.

Nous avons suffisamment insisté sur la symptomatologie et la pathogénie du syndrome purpurique, il faut encore en indiquer la semeiologie. Le purpura, avons-nous dit, est observé dans les circonstances les plus diverses. Sans avoir la prétention d'établir une classification complète, toujours factice d'ailleurs, nous croyons devoir retenir les formes suivantes.

A. Purpura myélopathique. — Cette variété, bien décrite par Faisans en 1882, se rencontre dans certaines affections du système nerveux central ou périphérique, dans le cours du tabès (Strauss), dans certaines myélopathies aiguës (Barth), dans les névrites (Œttinger). Gley et Mathieu ont même pu reproduire expérimentalement des hémorrhagies intra-dermiques en faisant passer une mèche imbibée de chlorure de sodium à travers la sciatique d'un chien (2). Il s'agit là d'un véritable purpura trophique.

---

(1) Traité d'anat. pathol. IV, p. 245.

(2) *Bull. Soc. anat.* 1887.

B. Purpura mécanique. — Il est assez fréquent d'observer des hémorrhagies cutanées et sous-muqueuses, à la suite de violentes quintes de toux, dans le cours de la coqueluche, ou après les attaques d'épilepsie. Le raptus hémorrhagique s'explique alors par la difficulté ou l'impossibilité subite dans la circulation en retour du sang veineux ; de là des ruptures capillaires, amenant des hémorrhagies sous-conjonctivales, des épistaxis, des ecchymoses spontanées.

C. Purpura toxique. — Des intoxications diverses peuvent donner lieu à la production du purpura. Il faut citer d'abord le purpura iodique (Fournier) : celui qui est produit par l'arsenic, par le phosphore, par le chloral, la quinine, la belladone, le copahu, etc., dans le cours de l'ictère grave et de l'urémie.

D. Purpura cachectique. — Les diverses cachexies telles que tuberculose, cancer, infection malarique, mal de Bright, pellagre, alcoolisme, senilité, peuvent être l'origine d'éruptions purpuriques, étudiées par M. Mathieu en 1883 (1).

E. Purpura rhumatoïde. — Ce type se caractérise par la coïncidence de l'éruption purpurique avec des arthropathies et des arthralgies, qui donnent à la maladie une physionomie clinique toute particulière. Les douleurs articulaires dominent quelquefois toute la scène morbide et en même temps on peut observer des symptômes généraux graves, ainsi que des complications viscérales redoutables, telles que péricardite, endocardite, pleurésie. Il ne paraît pas qu'il s'agisse là d'un vrai rhumatisme, mais bien d'un pseudo-rhumatisme, dont la nature infectieuse n'est pas établie néanmoins. M. Thibierge, dans un article tout récent (2), tend à en admettre l'origine nerveuse, médullaire ou ganglionnaire. Nous tendons plutôt, en présence des complications viscérales que ce type mordide peut pré-

(1) *Arch. gén. de méd.*, 1883. Purpuras cachectiques.

(2) *Gazette hebdomadaire de méd. et chir.* Novembre 1891.

senter, à admettre son origine infectieuse ; mais son aspect clinique tout spécial lui méritait une description séparée.

F. PURPURAS INFECTIEUX. — Les purpuras infectieux se subdivisent en primitifs et secondaires.

Le purpura infectieux primitif, ou la maladie de Werlhof, est, elle-même, susceptible de revêtir des formes différentes. La forme bénigne est celle que Werlhof a surtout eu en vue; la thèse de Martin de Gimard nous fait connaître d'autres formes cliniques, beaucoup plus sévères : 1° forme suraiguë ; 2° forme typhoïde ; 3° forme gangréneuse, qui sont ordinairement mortelles.

Les purpuras infectieux secondaires s'observent dans le cours d'un grand nombre de maladies virulentes et microbiennes : le typhus, la peste, la fièvre jaune, la variole, la scarlatine et la rougeole. Enfin on l'a observé dans deux affections dues au pneumocoque, la méningite cérébro-spinale et la pneumonie franche.

Dans le cours de la pneumonie, l'éruption purpurique est exceptionnelle. Cependant le cas que nous relatons ici est tout à fait démonstratif ; non seulement il existait du purpura simplex, mais un purpura hemorrhagica.

OBSERVATION I.

Pneumonie franche. — Purpura localisé aux membres inférieurs. — Hémorrhagies intestinales. — Convalescence lente. — Guérison.

Louis G..., âgé de seize ans, ouvrier de filature, tombe malade le 18 septembre. On note, dans ses antécédents, une pneumonie droite, il y a 6 ans ; cette pneumonie évolua normalement et la malade eut une convalescence très courte, les forces revinrent rapidement. Depuis cette époque il s'était bien porté et n'avait plus eu aucune affection de l'appareil respiratoire.

Le 18 septembre 1891, il fut pris d'un violent point de côté sous-mammaire, à droite ; en même temps un grand frisson, suivi d'une fièvre intense.

*

Il s'alita immédiatement et commença à tousser, l'expectoration était visqueuse, rare, mêlée d'une certaine quantité de sang.

Nous sommes appelé auprès de ce malade seulement le samedi ; nous constatons une dyspnée assez intense, une fièvre vive, pouls fréquent 120, des urines rares et très colorées ; l'examen du thorax révèle à droite une submatité prononcée depuis l'extrémité inférieure de l'omoplate jusqu'à la base ; à l'auscultation souffle intense, râles crépitants fins au moment de la toux ; l'expectoration est encore fortement sanguinolente. Diagnostic : pneumonie droite occupant le lobe moyen et inférieur.

Le 6me jour de la maladie apparaissent aux membres inférieurs des taches de *purpura*, de dimensions variables et disséminées. On n'en rencontre pas sur les membres supérieurs, ni sur le tronc; elles ne se trouvent qu'à partir du genou et sont assez espacées les unes des autres; elles sont arrondies, variant, comme surface, d'une grosse tête d'épingle à une lentille et se rencontrent surtout, mais non spécialement, sur la face externe et interne des deux jambes ; la face dorsale du pied en présente aussi, principalement à droite où l'on observe une tache sanguine d'un rouge bleuâtre des dimensions d'une pièce de 2 francs. Ces taches purpuriques ne disparaissent pas sous la pression du doigt ; elles ne sont le siège d'aucune sensibilité, les articulations voisines ne sont pas douloureuses : il n'y a aucun signe de rhumatisme. L'éruption est symétrique.

Le 9me jour, le malade rend des selles sanglantes. Le sang mélangé aux matières est rouge et n'a pas la coloration noirâtre du sang qui vient du premier segment de l'intestin ; il n'existe d'ailleurs aucun ballonnement du ventre ; pas de taches rosées sur l'abdomen, pas de gonflement de la rate. Le cœur ausculté avec soin ne présente aucun souffle ; le pouls qui est fréquent reste régulier, mais peu vigoureux.

Les jours suivants (10e et 11e jours, il se fait encore des hémorrhagies intestinales peu abondantes ; en même temps la défervescence se produit, mais avec moins de rapidité que d'ordinaire.

Dans les jours suivants, la convalescence s'établit ; mais elle reste traînante, et malgré l'alimentation (bouillon, lait, potages, grog léger) que le malade a eue pendant la période active de son affection, il reste faible et ne se remet pas aussi vite, dit-il, qu'après sa première pneumonie. Les taches de purpura existent encore : quelques-unes font place à des taches brunâtres ; le 15e jour le malade se lève sur son fauteuil et l'on constate le lendemain un œdème blanc et dur sur la face dorsale des pieds, autour des malléoles et jusqu'à la partie moyenne des pointes. Il n'existe pas d'albumine dans les urines.

Les selles sont régulières et ne contiennent plus de sang, l'apyrexie est complète ; l'expectoration est peu abondante, muco-purulente ; les signes stéthoscopiques ont disparu. On prescrit une alimentation reconstituante, malheureusement difficile à obtenir à cause de la condition misérable des parents, préparations de quinquina, etc. Un bandage roulé en flanelle est appliqué sur les membres intérieurs, depuis les orteils jusqu'aux genoux.

Le 14 octobre, nous revoyons le malade, dont l'état de santé est satisfaisant ; encore un peu de pâleur de la face et des conjonctives. Pas de souffle cardiaque, le pouls est à 72. La toux a disparu, la respiration est à 18. L'œdème malléolaire a disparu après l'application du bandage roulé.

Les taches de purpura, que nous avions observées en abondance, ont fait place à des macules légèrement brunâtres, que l'on ne discerne que par une inspection attentive.

Réflexions. — En résumé, ce malade a présenté dans le cours d'une pneumonie légitime, à début soudain et à défervescence au 10e jour, plusieurs phénomènes assez insolites ; d'une part l'apparition rapide d'une éruption de purpura, qui ne s'observe que rarement dans le courant de la pneumonie et des hémorrhagies intestinales peu abondantes, il est vrai, mais qui sont exceptionnelles dans cette affection. Bien que l'examen microbiologique de l'expectoration n'eût pas été fait, le malade a présenté tous les signes objectifs de la pneumonie à pneumocoques et le diagnostic ne saurait être douteux ; d'ailleurs l'évolution ultime de la maladie démontre bien qu'il s'agissait bien là d'une pneumonie pure.

L'apparition de purpura hemorrhagica, comme complication de la pneumonie franche, pour rare qu'elle est, n'est cependant pas sans précédent. M. Hutinel, dans une clinique restée inédite, a fait l'étude clinique et bactériologique d'un cas de purpura survenant au cours d'une pneumonie accompagnée d'endocardite et de méningite (1).

Notre cas s'étant terminé favorablement, l'on n'a pu évidemment faire l'examen anatomo-pathologique des plaques du purpura. Cette étude a pu être faite précédemment dans un certain nombre de circonstances, mais les observateurs ont rencontré au centre de la plaque hémorrhagique des micro-organismes différents. Cela n'est pas surprenant, puisque nous avons admis, rien qu'en nous plaçant sur le terrain clinique, que le purpura était un syndrome relevant d'une quantité d'affections différentes. L'anatomie pathologique et l'examen microbiologique viennent confirmer cette façon de voir. C'est ainsi que Reher, Ahlava ont retrouvé le staphylocoque pyogène dans des septicémies hémorrhagiques.

Guarneri, Vassale, Hanot ont étudié des cas de purpura à streptocoques.

Tizzoni et Giovanni, Letzerich ont décrit un bacille nouveau (*bacillus purpuræ hemorrhagicæ*) spécial à une forme de purpura.

Enfin, à propos de la pathogénie, nous avons rappelé que M. Martin de Gimard avait, lui aussi, trouvé un microcoque particulier, qu'il regarde comme déterminant le purpura infectieux primitif.

Si le purpura pneumonique mérite son nom, c'est-à-dire s'il est bien sous la dépendance de la même cause pathologique, qui produit chez l'un la pneumonie franche, chez un autre certaine forme de méningite, chez un autre encore une endo-péricardite, nous devons retrouver au centre de la plaque purpurique l'organisme générateur, le pneumocoque, dont M. Netter a donné récemment une si intéressante monographie (2), et dont il a signalé les multiples manifestations dans

(1) Cité par Claisse : Note sur un cas de purpura à pneumocoque. (*Arch. de médecine expérimentale*, n° 3, 1891).

(2) *Arch. de médecine expérimentale*, 1890.

l'économie, suivant le siège des foyers où il pullule. C'est, en effet, ce qui a lieu et nous croyons devoir reproduire ici l'observation remarquable de Claisse, qui donne toute satisfaction, car l'examen anatomo-pathologique a pu être fait complètement.

Observation II (Claisse) résumée.

Purpura. — Pneumonie consécutive. — Mort. — Examen microbiologique.

Henri C..., âgé de 22 ans. — Antécédents morbides : attaque rhumatismale avec endocardite ayant justifié sa réforme du service militaire.

Entré le 10 novemble 1890 dans le service de M. Laboulbène, il présente une éruption abondante de purpura aux membres inférieurs. Rate grosse et douloureuse ; cœur volumineux. Fièvre oscillant entre 38° et 38°8,

Deux jours après son entrée, violent point de côté à droite. T. = 40°8. Les signes de pneumonie apparaissent et le malade succombe le 13 novembre.

L'autopsie est pratiquée le 14 novembre ; le poumon droit est hépatisé.

Les recherches post mortem sont de trois ordres :

1° Examen histologique ; 2° cultures ; 3° inoculations expérimentales.

1° L'examen histologique de divers organes, rate, rein, poumons, permet de reconnaître la présence de pneumocoques très abondants.

Sur une coupe d'une tache purpurique de la peau, on trouve *un gros amas de pneumocoques* dans un caillot oblitérant un petit vaisseau de la profondeur du derme.

2° On ensemence deux tubes, un d'agar et un de gélatine avec chacun des organes suivants : rate, rein, cœur.

Les tubes de gélatine restent stériles à la température ordinaire.

Les tubes d'agar sont mis à l'étuve à 34° ; il y pousse, en vingt-quatre heures, de petites colonies transparentes, en gouttes de rosée, constituées par des diplocoques nettement encapsulés.

3° On inocule une souris avec de la pulpe splénique délayée dans du bouillon. La souris inoculée meurt en 24 heures ; elle a la rate très grosse ; on y trouve des pneumocoques en abondance.

Nous nous trouvons ici en présence d'un cas typique d'infection pneumococcique, à manifestations multiples ; la pneumonie a été terminale, l'éruption purpurique, au contraire, a été précoce. Il en était autrement dans notre observation, dans laquelle le purpura cutané ne s'est montré que six jours après le début de la pneumonie, précédant lui-même les hémorrhagies intestinales. Mais cela ne change rien à la nature et à la pathogénie de l'affection.

Il faut donc conclure de cette étude qu'une variété de purpura infectieux peut s'observer dans le cours de la pneumonie franche ; ce purpura est directement sous la dépendance de l'infection pneumococcique et peut même précéder la localisation pulmonaire.

La formation des taches purpuriques est, *dans ces cas*, liée à l'oblitération de petits vaisseaux par des embolies microbiennes. L'altération des parois vasculaires, due à l'inflammation, prépare leur rupture et explique l'extravasation sanguine qui donne au purpura sa caractéristique clinique la plus essentielle : la *tache hémorrhagique*.

L'OPÉRATION DE WLADIMIROFF-MIKULICZ

Le procédé de résection ostéoplastique du pied et de la jambe dont il s'agit ici, est connu sous le double nom de Wladimiroff-Mikulicz. En effet, Wladimiroff, de Kazan, est le chirurgien qui l'a exécutée le premier en 1871, mais de son côté Mikulicz a décrit avec détail et exposé avec méthode son procédé opératoire dans les *Archives fur Klinische Chirurgie* en 1881, sans connaître la communication antérieure de Wladimiroff : il est donc juste, si cette opération doit rester dans la pratique, de la désigner par le nom des deux chirurgiens qui l'ont trouvée et décrite indépendamment l'un de l'autre.

Cette opération a été peu pratiquée en France jusque dans ces dernières années ; elle a été exécutée pour la première fois par Rohmer, de Nancy, en 1885, puis en 1888, par Berger et Chaput. Depuis cette époque, les cas se sont multipliés, car les occasions ne manquent pas de la pratiquer. Comme nous le verrons, elle s'adresse surtout à des tuberculoses localisées des parties osseuses, limitées à l'articulation tibio-tarsienne, ainsi qu'aux altérations pathologiques du calcanéum et de l'astragale. Son but est de remplacer l'amputation totale du pied par une *opération économique* qui, au point de vue fonctionnel, comme au point de vue esthétique, présente de véritables avantages.

Nous nous servirons surtout pour la rédaction de cet article du mémoire de Chauvel, publié en 1887 dans la *Revue de Chirurgie* et de la thèse de Simon, soutenue à Paris en 1889.

I.

L'opération de Wladimiroff-Mikulicz est une résection ostéoplastique, ayant pour but, tout en supprimant l'arrière-pied et une partie de la jambe, d'éviter, autant que possible le raccourcissement consécutif et de permettre la marche sans appareil prothétique. Seulement le blessé, après la suppression du talon, n'appuie plus sur la voûte plantaire, mais sur la tête des métatarsiens et sur les orteils. En d'autres termes de *plantigrade* il devient *digitigrade*.

Le manuel opératoire a été décrit avec soin par Chauvel. Nous le diviserons pour plus de simplicité, en 6 temps que nous exposerons le plus brièvement possible.

1er Temps. — *Tracé des incisions.* — Le lambeau calcanéen à séparer est circonscrit par 4 incisions.

La première incision, *plantaire*, est faite transversalement, perpendiculaire au grand axe du pied. Elle passe un peu en avant de la tubérosité du scaphoïde et se termine sur le cuboïde: cette incision plantaire déborde un peu sur les côtés externe et interne du pied.

La deuxième incision, *latérale interne*, commence en arrière de la malléole interne et va rejoindre l'extrémité interne de la première incision. Cette seconde incision est dessinée, un peu concave en haut.

La troisième incision *latérale externe*, est symétrique de la précédente. Elle commence en arrière de la malléole externe et aboutit à l'extrémité externe de l'incision plantaire.

Enfin, la quatrième incision, transversale, perpendiculaire à l'axe de la jambe, circonscrit le tendon d'Achille et réunit les extrémités supérieures des deux incisions latérales.

Ces incisions sont faites profondément jusqu'à l'os de façon à sectionner toutes les parties molles, qui d'ailleurs doivent être sacrifiées.

2e Temps. — *Ablation du calcanéum et de l'astragale.* —

On dissèque le lambeau contenant peau, aponévroses, tendons, artères et nerfs, en rasant les os : tibia et péroné ; on découvre ainsi l'articulation tibio-tarsienne et on l'ouvre largement, en sectionnant la synoviale en arrière et les ligaments latéraux. Ceci fait, on détache avec prudence et lenteur le calcanéum et l'astragale des parties molles *du dos du pied* : car elles contiennent les organes essentiels à la nutrition de l'avant-pied (artère pédieuse et rameaux du nerf musculo-cutané).

Ce pont dorsal doit être conservé aussi épais, aussi charnu que possible.

Arrivé à l'articulation de Chopart, on en sectionne les derniers liens et l'on enlève d'une seule pièce le calcanéum et l'astragale.

3e Temps. — *Résection des os de la jambe.* — La section osseuse est faite d'arrière en avant, parfaitement horizontale, et porte sur le tibia et le péroné. La hauteur de la ligne de section est variable et doit être en rapport avec l'étendue des lésions osseuses. Pour que le résultat esthétique soit satisfaisant, il faut chez l'adulte réséquer 9 centimètres des os de la jambe (Mikulicz).

4e Temps. — *Résection des surfaces articulaires du scaphoïde et du cuboïde.* — La ligne de section est faite parallèlement à la surface articulaire ; la distance de la section osseuse à l'interligne varie aussi suivant l'état anatomique des os du tarse. Ainsi se trouve constituée une double ligne d'avivement, tibio-péronière d'une part, scaphoïdo-cuboïdienne de l'autre.

5e Temps. — *Redressement du pied.* — *Suture osseuse.* — Le pied est alors redressé, de façon à ce que la surface de section cuboïdo-scaphoïdienne vienne s'appliquer exactement et sans interposition de parties molles contre la surface de section tibio-péronière ; dans ces conditions l'axe des métatarsiens se continue avec l'axe de la jambe.

Certains chirurgiens assurent la coaptation durable des

parties osseuses par des sutures métalliques ou au crin de Florence. La suture osseuse ne paraît pas indispensable, si le rapprochement est maintenu à l'aide d'un appareil plâtré bien appliqué.

Le but que l'on se propose, en cherchant la consolidation du pied ainsi redressé est de parer au raccourcissement considérable, qu'entraîne la résection des os de la jambe et la suppression de l'arrière-pied. Dans le cas de résultat favorable, après l'opération, le malade doit, dans la station debout appuyer sur le sol la tête des métatarsiens ; les orteils se redressent à angle droit sur les métatarsiens et contribuent ainsi à la sustentation. Suivant l'expression des auteurs, l'opéré, de plantigrade devient digitigrade.

A ce moment de l'opération, il faut faire remarquer que le *pont dorsal* charnu et vasculaire est obligé de se plisser et forme une saillie assez difforme ; mais cet aspect est temporaire et se modifie par la suite.

6e Temps. — *Sutures cutanées.* — *Application d'un appareil contentif.* — Ce dernier temps ne présente rien de spécial. L'appareil contentif appliqué consistera dans l'application d'une attelle plâtrée antérieure.

Il va sans dire que l'opération doit être faite avec tous les soins d'une rigoureuse antisepsie ; c'est là une condition fondamentale de succès.

II.

Le manuel opératoire, tel que nous venons de l'exposer prête à certaines considérations et appelle quelques remarques.

Le résultat que le chirurgien se propose est de parer au raccourcissement du membre, qui suit par exemple l'amputation de la jambe ; il faut pour arriver à ce but prendre des mensurations exactes. Si par exemple, de la surface de section scaphoïdo-cuboïdienne à la *tête* des métatarsiens, il y a 9 centimètres, il faudra faire la section tibio-péronière en un point tel, qu'il soit aussi à 9 centimètres de la surface plantaire, cette hauteur représentant après l'opération la longueur du métatarse redressé et placé dans le prolongement de l'axe de la jambe.

De même, il faudra éviter l'allongement du membre, qui se produirait, si la résection des os de la jambe était faite trop bas.

Le lambeau postérieur se trouve être dans des conditions de nutrition et de vitalité peu satisfaisantes, à cause de la section complète des parties molles postérieures. Farabeuf, pour parer à cet inconvénient, a cherché sur le cadavre à ménager les vaisseaux et nerfs plantaires, mais il constate que l'opération est difficile et le résultat très défectueux.

D'ailleurs il faut bien le dire, si les vaisseaux dorsaux ont été respectés, la circulation du lambeau postérieur est généralement assurée.

Reste le rétablissement de la continuité du levier osseux. L'expérience démontre que la consolidation se fait assez rapidement, avec ou sans suture osseuse, dans les cas où la plaie se réunit par première intention, quand il n'y a pas de suppuration. La marche est possible au bout de deux mois, à l'aide d'un soulier adapté à la forme nouvelle du pied (soulier de Mikulicz).

L'opéré marche alors, les orteils reposant sur le sol ; le point d'appui principal est constitué par les extrémités des métatarsiens, surtout les premiers, car les derniers se trouvent sur un plan plus élevé : en un mot, du côté opéré, le blessé marche sur la *pointe du pied.*

Les complications observées après l'opération sont de plusieurs ordres. On peut les diviser ainsi :

1° *Suppuration du foyer opératoire ; complications infectieuses.* — Rien de spécial ici ni à la région, ni à l'opération. Souvent dans ces cas, l'asepsie n'a pas été parfaite ; néanmoins ces complications rendent le succès de l'opération très aléatoire et nécessitent souvent l'amputation.

2° *Gangrène du lambeau.* — Cette gangrène est rare

malgré la ligature de l'artère tibiale postérieure ; les vaisseaux dorsaux suffisent généralement à rétablir la circulation, surtout s'il s'agit de sujets jeunes, dont le système artériel est indemne.

3° *Troubles trophiques.* — La section du nerf tibial postérieur entraine l'insensibilité du lambeau postérieur, qui est en contact avec le sol, et l'on observe fréquemment les lésions cutanées, qui suivent les sections nerveuses. Ces lésions consistent soit dans des sphacèles partiels, soit dans les éruptions bulleuses, qui deviennent le point de départ d'ulcérations rebelles.

On pourra diminuer les chances de production de ces lésions trophiques en suturant directement le tronc sectionné du nerf tibial postérieur au nerf plantaire interne, dont il est possible de retrouver le tronçon dans le lambeau inférieur (Roser). Dans le cas où cette recherche ne sera pas trop longue et trop difficile, il nous paraît très rationnel de tenter cette suture nerveuse, qui, bien faite, ne présente que des avantages. L'opération de Wladimiroff-Mikulicz, faite en quelque sorte à blanc sous la bande d'Esmarch permet de reconnaître et d'isoler des rameaux nerveux relativement volumineux et tout chirurgien instruit peut mener à bien cette entreprise un peu délicate.

4° *Retard ou absence de consolidation osseuse.* — La réparation osseuse demande pour se produire une exacte coaptation des fragments. La suture osseuse donne donc ici une sécurité qui ne serait pas à dédaigner, si les fils de suture étaient toujours bien supportés et étaient tolérés par les tissus.

A cet égard, les recherches expérimentales et les faits cliniques rapportés récemment par le Dr Guermonprez, permettent de compter sur les diverses qualités du crin de Florence. Ce crin bien aseptique est toléré par les tissus et sa solidité est généralement suffisante.

Quoi qu'il en soit, il s'en faut que la suture osseuse soit indispensable ; un appareil platré bien appliqué suffit à maintenir en rapport exact les surfaces osseuses sectionnées. Il ne faut pas oublier que le principal obstacle à la consolidation des os, sera, indépendamment des causes générales et diathésiques, la suppuration du foyer traumatique, en d'autres termes le défaut d'asepsie des lambeaux.

5° *Récidive de l'affection qui a nécessité la résection ostéoplastique.*— Elle se produit, quand l'opération n'a pas été complète, soit que les lésions osseuses remontent plus haut dans le canal diaphysaire que la ligne de section, soit que les fongosités disséminées dans les parties molles adjacentes n'aient pas été abrasées dans leur totalité. Le cas s'est présenté assez souvent puisque sur 26 opérations, citées par Simon, trois fois l'amputation de la jambe dut être pratiquée secondairement, pour cause de récidive.

III.

Le moment est venu maintenant de juger les résultats thérapeutiques, procurés par la résection ostéoplastique de Wladimiroff-Mikulicz.

Sur 34 opérations, dont nous avons lu les observations, on n'a eu aucun cas de mort post-opératoire. L'opération ne présente pas de gravité en elle-même, au moins entre les mains de chirurgiens expérimentés : mais elle demande à être exécutée avec soin et méthode. Il est difficile de dire aujourd'hui le nombre de guérisons parfaites, car les malades souvent ont été perdus de vue. Il n'est pas douteux néanmoins, que l'on ne puisse obtenir un résultat parfait ; tel est le cas de plusieurs opérés de Wladimiroff (1871), de Mikulicz (1880), de Sklifozowski, Lauenstein, Roser, Schattaner, Niehans, Mac Cormac et Mac Even. Mais plusieurs fois l'affection primitive a récidivé localement et a nécessité l'amputation (6 fois sur 34) ou du moins une résection plus étendue (2 cas sur 34). Plusieurs opérés ont succombé aux suites de la tuberculose pulmonaire. Une statistique plus étendue est encore à souhaiter actuellement, les faits restant un peu disparates.

L'indication fondamentale de l'intervention est que le chirurgien ait affaire à une lésion limitée du cou-de-pied et de l'arrière-pied, laissant intacts la jambe et l'avant-pied.

Dans 26 cas sur 34, il s'agissait de lésions tuberculeuses, dans 3, d'ulcérations rebelles du talon, dans 1 cas, d'ostéosarcome du calcanéum, etc. (Simon). Il faut en outre que l'état général soit satisfaisant, qu'il n'existe pas de tuberculose pulmonaire ou du moins que les lésions viscérales soient peu avancées et encore curables : car autrement l'on pourra bien obtenir un succès opératoire, mais le succès thérapeutique sera bien compromis.

En somme, s'il fallait résumer, avec les documents dont nous disposons actuellement, notre impression sur l'opération de Wladimiroff-Mikulicz, nous dirions, que cette opération est en possession d'un manuel opératoire, qui permet de l'exécuter avec méthode et correction.

Elle ne fait pas double emploi avec les résections ostéoplastiques déjà connues. Dans l'opération de Pirogoff en effet, on sacrifie tout l'avant-pied et l'on ne conserve qu'une partie du calcanéum et le talon. De même dans l'opération de Lefort.

L'opération de Wladimiroff-Mikulicz sera donc surtout réservée aux cas d'affection osseuse localisée au calcanéum et à l'astragale, qu'il s'agisse de tuberculose, d'ostéïte ou d'ostéosarcome ; mais il faut pour obtenir de bons résultats, que l'avant-pied soit indemne et que l'affection osseuse ne remonte pas très haut dans la diaphyse tibiale. A ces conditions, ce nouveau procédé de résection ostéoplastique a rendu des services dans la pratique et en rendra davantage, à mesure qu'il sera mieux connu ; il mérite d'être étudié des chirurgiens et de trouver place dans les traités de médecine opératoire, à côté des opérations de Pirogoff, de Pasquier-Lefort, de Hancock, qui s'appliquent à des cas différents et reconnaissent d'autres indications.

VACCINE ET VARIOLE

A PROPOS DE TRAVAUX RÉCENTS

Depuis la mémorable découverte de Jenner, bien des observateurs ont cherché à pénétrer la nature intime de la vaccine, du cow-pox et bien des hypothèses ont été émises à ce sujet. L'opinion, qui, il y a 25 ans, était surtout en honneur (et que, seules les conclusions du rapport de la *Commission Lyonnaise* ont pu faire abandonner), était que la vaccine résultait d'une simple transformation du virus variolique par son passage dans l'organisme de la vache ou de la jument.

Le rapport présenté par M. Chauveau en 1865, à l'Académie de médecine, semblait avoir démontré d'une manière irréfutable, que le virus variolique inoculé à l'espèce bovine ou chevaline était incapable de se transformer en vaccin. Depuis cette époque la question paraissait résolue et dès lors abandonnée. Aujourd'hui elle se pose de nouveau. A la suite des remarquables études de M. Pastour et de ses élèves sur l'atténuation des virus et sur l'inoculation de ces virus modifiés, en vue de conférer l'immunité, plusieurs expérimentateurs à Hambourg, à Carlsruhe, à Genève ont recommencé les expériences de la Commission Lyonnaise, dans le but d'essayer si la transformation du virus variolique en virus vaccin était décidément impossible.

Ces tentatives ont décidé M. Chauveau à reprendre à l'École d'Alfort de nouvelles recherches : il s'est servi pour ses inoculations de virus variolique inoculé à de jeunes génisses par des savants génèvois, MM. Haccius et Eternod. En effet, beaucoup de problèmes scientifiques, considérés il y a vingt ans comme résolus, sont actuellement remis en question ; bien des solutions peuvent être considérées comme provisoires et il est utile de les soumettre périodiquement à une sorte de révision, de *referendum* expérimental.

Cette révision s'impose surtout, quand il s'agit d'affections virulentes, dont l'étude a subi une si vigoureuse impulsion à la suite des travaux de M. Pasteur et plus récemment encore de MM. Bouchard, Charrin, Widal, Roger, pour ne parler que des expérimentateurs français.

Les expériences de contrôle, que M. Chauveau vient de soumettre à l'Académie de Médecine, étaient donc pleinement justifiées.

A. — Dans une première série, du virus variolique est inoculé à de jeunes génisses.

Après cette inoculation, on voit apparaître au bout de 5 à 6 jours une éruption spéciale *papuleuse*, différente de la pustule vaccinale. Cette éruption généralement localisée à l'endroit des piqûres est susceptible dans certaines circonstances de se généraliser.

Elle confère l'immunité, c'est-à-dire, que plus tard le même virus ne peut plus être inoculé avec succès.

En outre, chez une génisse, inoculée au virus variolique, le virus vaccinal demeure de même inactif.

La conclusion, qu'il faut tirer des expériences précédentes est que le virus variolique préserve l'espèce bovine de la vaccine, comme le vaccin préserve l'homme de la variole.

B. — Dans une seconde série, on inocule en même temps sur la lèvre droite de la vulve d'une génisse du virus variolique et sur la lèvre gauche du virus vaccin.

Chacun des deux virus évolue simultanément suivant sa nature et l'éruption conserve ses caractères distincts : papules varioliques d'un côté, pustules vaccinales de l'autre.

Nous n'insistons pas sur les caractères distinctifs des éruptions, que l'on trouvera décrits longuement dans la communication de M. Chauveau (Académie de Médecine, séances du 20 et du 27 octobre 1891).

C. — Dans un troisième groupe d'expériences, on inocule en série à des génisses le contenu des papules varioliques développées sur la muqueuse vulvaire de la vache.

Le virus inoculé successivement d'animal à animal perd peu à peu de son pouvoir, de ses propriétés, jusqu'au point de devenir inactif complètement, mais sans prendre jamais l'apparence d'une éruption vaccinale.

La Commission Lyonnaise avait inoculé de même ce virus variolique, après passage dans l'organisme des bovidés, à l'espèce humaine. Constamment, il y eut variole inoculée, jamais de vaccine proprement dite. Dans ses recherches actuelles, M. Chauveau s'est refusé à recommencer ces tentatives, qui d'ailleurs étaient tout à fait probantes. En effet, la variole bovine inoculée à l'homme s'est terminée une fois par la mort ; ce qui justifie amplement l'abstention en pareille circonstance. L'École Française en effet refusera toujours espérons-le, de faire de l'homme un sujet d'expérimentation.

Il reste donc acquis que le virus variolique, après son passage dans l'organisme de la vache, détermine chez l'homme la variole toujours, variole parfois mortelle et jamais ne produit d'éruption vaccinale.

Que conclure de ces expériences conduites avec tant de sagacité et d'esprit de suite par un des expérimentateurs les plus judicieux, sinon que le virus vaccin et le virus variolique sont bien *irréductibles* l'un à l'autre ? Il faut donc, malgré certaines ressemblances, certaines analogies, cesser de considérer la variole et la vaccine, comme une même affection modifiée par le passage d'un organisme dans un autre, et suivant l'expression de l'École, *atténuée* par ce passage.

Un virus même atténué conserve sa même nature ; il est moins actif, moins nocif, mais n'est pas altéré spécifiquement ;

cela est tellement vrai, que sous certaines influences sa virulence peut reprendre son intensité première, et même s'exalter. Prenons comme exemple l'inoculation aux moutons du virus atténué du charbon. Ce virus atténué confère à ces animaux une maladie généralement curable, bénigne, mais qui est toujours le charbon ; en outre, cette affection inoculée n'est pas constamment inoffensive. Lorsqu'il s'agit d'inoculations préventives faites en grand, on constate toujours des cas de mort, et les animaux succombent alors à la maladie charbonneuse.

Rien de pareil pour la vaccine ; des millions de vaccinations sont pratiquées presque chaque année, et l'on ne constate pour ainsi dire jamais de mort à la suite de l'inoculation de cette affection virulente, mais inoffensive. En outre les accidents, que l'on a observés après la vaccination n'ont rien de commun avec la variole (lymphangites, phlegmons, éruptions syphilitiques, etc.). Le malade mourut-il, mourrait de sa vaccine et non de la variole.

En un mot, pour résumer cette discussion, on peut dire que la méthode générale d'atténuation des virus ne change pas leur nature, ne les altère pas spécifiquement et ne fait qu'en diminuer l'activité, le pouvoir pathogène. Aussi l'expression de *vaccination* appliquée à l'inoculation de virus atténué est-elle impropre, en ce qu'elle peut faire croire à l'identité de la vaccine et de la variole, identité que l'expérimentation, encore une fois, n'a pas confirmée.

La vaccine ne peut donc être considérée comme une atténuation du virus variolique. Le virus variolique est un virus fort, susceptible de s'atténuer : variole discrète, variole abortive ou de s'exalter : variole confluente, variole hémorrhagique.

Le virus vaccin est un autre virus fort, susceptible dans certains cas de se généraliser, mais toujours en conservant ses caractères primitifs. Pour accepter que l'un vient de l'autre, il faudrait admettre non le mécanisme de l'atténuation, mais une *transformation radicale*, par laquelle un virus changeant de nature donnerait naissance, à un autre virus ; il y aurait là un exemple d'évolution, telle que la comprennent les transformistes. Mais nous quittons ici le domaine des faits pour les hypothèses.

Si donc, le virus variolique et le virus vaccinal évoluent isolément, parallèlement en quelque sorte, comment expliquer que le vaccin préserve de la variole, que la variole préserve du vaccin. S'il n'y a pas identité entre eux, d'où vient l'immunité, que l'inoculation de l'un confère vis à vis de l'autre ?

A cet égard on peut répondre, que certaines maladies différentes spécifiquement confèrent cependant l'immunité, l'une par rapport à l'autre. C'est ainsi que les cultures du microbe du choléra des poules préservent du charbon, comme l'inoculation du virus charbonneux atténué (Pasteur).

De même, les produits du bacille pyocyanique protègent contre le streptocoque de l'érésypèle (Charvin).

Certains microbes, en surajoutant leur action aux microbes primitifs diminuent leur pouvoir pathogène. De là le principe de la *bactériothérapie* ; en d'autres circonstances, les associations microbiennes ont pour effet d'exalter réciproquement leur virulence.

Enfin, n'est-ce pas une notion clinique ancienne, qu'il y a des *antagonismes* morbides : telle maladie protégeant d'une autre, tout en étant de nature essentiellement différente.

L'immunité conférée par la vaccine vis à vis de la variole n'est donc pas une preuve péremptoire de l'identité originelle de ces deux affections.

Quelle idée convient-il alors de se faire des rapports de la vaccine et de la variole ?

D'abord il est établi que variole et vaccine sont cliniquement et pathogéniquement distinctes ; que la vaccine n'est pas une variole atténuée par son passage à travers l'organisme animal.

Et cependant, tout observateur ne peut méconnaître un lien de parenté entre elles, un *air de famille*, en quelque sorte, malgré l'extrême différence de gravité.

Ces virus, tout le fait supposer, sont vivants. Chauveau a démontré depuis longtemps, que les parties actives du vaccin résident dans des *éléments corpusculaires* ; et bien que l'on n'ait pu encore cultiver le virus vaccin, ni celui de la variole, leur nature animée est suffisamment établie par leur pullulation dans l'économie, leur contagiosité, leur inoculabilité ; sans même parler de leur analogie avec d'autres virus, dont la morphologie et le développement nous sont parfaitement connus et dont la nature vivante n'est pas douteuse.

Mais si l'on veut aller plus loin, on ne peut faire que des hypothèses. L'opinion, qui semble la plus plausible est qu'il y aurait eu là transformation radicale d'un virus primitif, ayant évolué secondairement vers deux types divergents. A prendre les choses de cette manière, la variole n'engendrerait pas la vaccine ; ces deux affections seraient sœurs ; il y aurait entre elles, non lien de descendance, mais parenté collatérale. Cette évolution d'un virus primitif vers deux types secondaires, qui rappellent le premier tout en s'en séparant par certains caractères, est assez en rapport acec les idées transformistes actuelles. Elle ne peut d'ailleurs avoir la consécration expérimentale et reste purement hypothétique et indémontrable.

Quoiqu'il en soit du virus primitif, duquel seraient nés en divergeant le virus variolique et le virus vaccin, comme les transformistes font naître le chien et le loup d'un ancêtre commun, une fois l'évolution initiale achevée, les types spécifiques persistent, fixes et stables. La physionomie de l'éruption vaccinale, les symptômes de la variole restent nettement tracés ; il n'est pas possible de les confondre. Vaccine et variole demeurent ce qu'elles étaient il y a cent ans : maladies voisines, ayant des liens de parenté, s'excluant réciproquement.

Mais, jusqu'à présent, rien ne permet de croire que l'une soit une forme atténuée de l'autre.

Lille Imp. L. Danel.

www.ingramcontent.com/pod-product-compliance
Lightning Source LLC
LaVergne TN
LVHW052019160826
845678LV00003B/1120

* 9 7 8 2 3 2 9 6 5 1 1 6 3 *